Aufklärung über Brustkrebs

Ein vollständiger Überblick über die Brustgesundheit

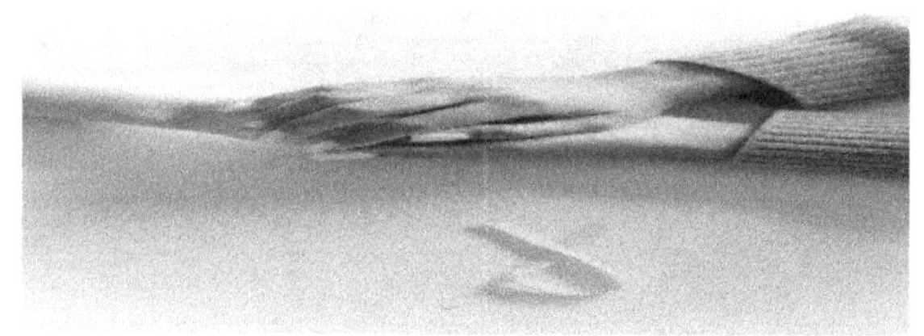

Angel B. Maurice

Inhaltsverzeichnis

EINFÜHRUNG

Die Mission von Breast Cancer Awareness besteht darin, ein Licht auf Hoffnung zu werfen und Leben zu stärken.

Wenn es um das Gefüge der menschlichen Gesundheit geht, gibt es nur wenige Hindernisse, die einen so starken Nachhall haben wie der nie endende Kampf gegen Brustkrebs. Diese Einführung fungiert als Kompass, der uns durch das komplexe Terrain der Aufklärung über Brustkrebs führt. Dabei handelt es sich um ein gemeinsames Unterfangen, Licht auf die Möglichkeit einer Heilung zu werfen und das Leben einzelner Menschen zu stärken. Zu Beginn dieser Reise tauchen wir in das Herz dieses weit verbreiteten Gesundheitszustands ein. Wir tun dies, weil wir wissen, wie wichtig es ist, das Bewusstsein für eine Krankheit zu schärfen, die das Leben von

Millionen Menschen auf der ganzen Welt beeinträchtigt.

Brustkrebs ist ein erbitterter Feind, der keine demografischen Grenzen kennt. es betrifft Frauen und in äußerst seltenen Fällen Männer jeden Alters, jeder Rasse oder sozioökonomischen Schicht; es diskriminiert nicht. Aufgrund der Komplexität seines Aufbaus erfordert es nicht nur medizinisches Verständnis, sondern auch eine breitere gesellschaftliche Anerkennung. In den folgenden Kapiteln werden wir versuchen, die Komplexität von Brustkrebs zu entschlüsseln, indem wir Einblicke in seine Wurzeln, die Faktoren, die zu seiner Prävalenz beitragen, und die vielfältigen Erscheinungsformen, die er annehmen kann, geben.

Unsere Untersuchung beginnt mit einer allgemeinen Einführung in Brustkrebs, bei der wir die einzelnen Schichten abstreifen, um die Komplexität dieser Krankheit zu entdecken. Von dort aus gehen wir weiter zur Bedeutung des Bewusstseins, das als Kompass dient, der Einzelpersonen und Gemeinschaften in die gleiche Richtung weist, damit sie bei ihrer Suche nach Informationen, Früherkennung und letztendlich dem Sieg über Widrigkeiten zusammenstehen können.

Um Brustkrebs vollständig zu verstehen, ist ein differenzierter Ansatz erforderlich. In den folgenden Abschnitten werden wir die Ursachen und Risikofaktoren untersuchen, die zu seiner Entstehung beigetragen haben. Unsere Diskussion konzentriert sich auf die zahlreichen Subtypen von Brustkrebs, von denen jeder eine einzigartige Reihe von Symptomen aufweist und einen speziellen Ansatz für Diagnose und Behandlung erfordert. Die Anzeichen und Symptome, die als frühes Flüstern dienen und zu einer proaktiven Beschäftigung mit der eigenen Gesundheit motivieren, werden auf diesen Seiten ausführlich besprochen, damit der Leser sie lesen kann.

Der Schwerpunkt auf Früherkennung und Screening ist einer der wichtigsten Aspekte des Sensibilisierungsthemas. Im weiteren Verlauf der Kapitel werden Anweisungen zur Durchführung von Selbstuntersuchungen der Brust gegeben, die Relevanz klinischer Brustuntersuchungen erörtert und die Funktion der Mammographie bei der Erkennung potenzieller Risiken dargelegt, bevor diese schwerwiegender werden. Wissen ist ein wichtiger Verbündeter im Kampf gegen Brustkrebs, und die einzige Möglichkeit für den Einzelnen, für seine eigene Gesundheit und sein Wohlbefinden zu sorgen, besteht darin, Entscheidungen zu treffen, die auf genauen Informationen basieren.

Die Geschichte geht dann fließend in die verschiedenen therapeutischen Möglichkeiten über, die dem Patienten offen stehen. Ziel dieses Artikels ist es, chirurgische Eingriffe, Chemotherapie, Strahlentherapie, gezielte Therapie, Hormontherapie und Immuntherapie aufzudecken und ein umfassendes Verständnis der verschiedenen Strategien im Kampf gegen Brustkrebs zu vermitteln. Im gesamten Text verwobene Berichte von Überlebenden aus dem wirklichen Leben werfen ein Licht auf die Hartnäckigkeit und Stärke, die dem menschlichen Geist innewohnen, und wecken so den Wunsch nach Hoffnung und den Entschluss, Hindernisse zu überwinden.

Je weiter wir auf unserem individuellen Weg zum Erfolg voranschreiten, desto deutlicher wird die Bedeutung von Unterstützungssystemen. Die Rollen, die Familien und Freunde spielen, werden besprochen, und es wird anerkannt, dass die emotionale Unterstützung, die diese Beziehungen bieten, ein wesentlicher Bestandteil des Genesungsprozesses ist.

Im Kontext unserer kollektiven Reaktion auf Brustkrebs erscheint die Prävention als wesentlicher Bestandteil. Änderungen der eigenen Lebensweise, genetische Beratung und Tests werden in diesem Buch aufgeschlüsselt und bieten den Lesern umsetzbare Erkenntnisse zur Reduzierung der Exposition gegenüber potenziellen Gesundheitsrisiken und zur Übernahme der Verantwortung für ihre eigene Gesundheitsfürsorge.

Diese Untersuchung geht über den Rahmen einzelner Konflikte hinaus. Wir beschäftigen uns mit internationalen Initiativen sowie Basisbewegungen und feiern die Fortschritte, die bei Interessenvertretungs- und Sensibilisierungskampagnen erzielt wurden. Der Schwerpunkt liegt hier auf Organisationen, die unermüdlich daran arbeiten, die Diskussion über Brustkrebs zu fördern und so dazu beizutragen, ein Gemeinschaftsgefühl und ein gemeinsames Zielbewusstsein zu fördern.

In den abschließenden Kapiteln heben wir wichtige Ressourcen und Unterstützungsorganisationen hervor, um Lesern, die nach Orientierung und Unterstützung suchen, eine Rettungsleine zu bieten. Die Schlussfolgerung fungiert als Schlachtruf und lädt die Leser ein, zum anhaltenden Kampf gegen Brustkrebs beizutragen. Dies trägt dazu bei, dass das Licht des Bewusstseins weiterhin hell scheint.

In dieser wunderschönen Symphonie des Verständnisses und des Mitgefühls spiegeln unsere gemeinsamen Bemühungen die Botschaft wider, dass die Sensibilisierung für Brustkrebs mehr als nur eine Kampagne ist; Es ist eine Bewegung, eine treibende Kraft, die Leben verändert und eine Zukunft gestaltet, in der Hoffnung über Widrigkeiten siegt. Begleiten Sie uns auf unserem Weg durch dieses komplexe Geflecht, wobei wir Verständnis, Belastbarkeit und den unerschütterlichen Glauben verbinden, dass wir gemeinsam alle Herausforderungen meistern können, vor denen wir stehen.

KAPITEL 1

Die komplizierte Natur von Brustkrebs und sein Verständnis entschlüsseln

Einer der wichtigsten Eckpfeiler in der komplexen Gesundheitslandschaft ist ein solides Verständnis von Brustkrebs. Wir müssen aufmerksam sein, Einfühlungsvermögen zeigen und konzertierte Anstrengungen unternehmen, um die Feinheiten von Brustkrebs besser zu verstehen, denn dieser Gegner ist vielfältig und oft unergründlich. Dieses Kapitel dient als Leitfaden, indem es die Schichten entfernt, um die Komplexität dieser allgegenwärtigen Krankheit aufzudecken. Es untersucht die Wurzeln der Krankheit, die Elemente, die zu ihrer Entstehung führen, und die verschiedenen Symptome, die sie annehmen kann.

Der Begriff „Brustkrebs" bezieht sich eigentlich auf eine vielfältige Gruppe von Krankheiten, die alle eines gemeinsam haben: Sie betreffen alle das Brustgewebe. Brustkrebs ist keine einzelne Krankheit. Bevor wir die Komplexität verstehen können, müssen wir zunächst die vielen Formen erkennen, die es annehmen kann. Jeder Subtyp von Brustkrebs, vom duktalen Karzinom in situ bis zum invasiven lobulären Karzinom, bringt seine eigenen spezifischen Schwierigkeiten mit sich, die individuelle Ansätze für Diagnose, Behandlung und Überleben erfordern. Durch die Erlangung eines Verständnisses für diese Unterschiede können Einzelpersonen die Macht des Wissens erlangen, das es ihnen ermöglicht, fundierte Entscheidungen zu treffen und eine proaktive Einstellung zur Gesundheit zu fördern.

Es gibt wahrscheinlich mehr als eine Ursache, die zur Entstehung von Brustkrebs geführt hat, sowohl im Hinblick auf die Ursache als auch auf die Risikofaktoren. Dieser Zustand wird durch ein kompliziertes Zusammenspiel zwischen über Generationen weitergegebenen Veranlagungen, hormonellen Faktoren und den Entscheidungen, die Menschen über ihre Lebensführung treffen, verursacht. Dieses Kapitel geht in das Labyrinth der Ursachen ein und beleuchtet das komplexe Netz von Auswirkungen, die das Risiko entweder verstärken oder verringern können. Indem wir diese Fäden entwirren, geben wir Einzelpersonen die Möglichkeit, ihr Risikoprofil zu bewerten und zu ändern und bieten so einen Weg zur Prävention.

Während wir die Kapitel durchgehen, stehen die Zeichen und Symptome im Mittelpunkt, die der Körper verwendet, um mögliche

Gefahren zu kommunizieren. Diese Signale und Symptome bilden eine stille Sprache. Von geringfügigen Veränderungen der Bruststruktur bis hin zur Erkennung eines Knotens ist die Kenntnis dieser Indikatoren von größter Bedeutung. Wissen wird zu einem Instrument zur Früherkennung, einem Eckpfeiler der umfassenderen Strategie zur wirksamen Bekämpfung von Brustkrebs.

Der Weg zum Verständnis von Brustkrebs ist nicht nur klinisch; es ist äußerst menschlich. Echte Geschichten von Menschen, die sich dieser Krankheit direkt gestellt haben, ziehen sich durch die Erzählung und geben Einblicke in die Standhaftigkeit, Ausdauer und Hoffnung, die den Weg zum Brustkrebs charakterisieren. Diese Berichte dienen als Leuchttürme, die den Weg für Einzelpersonen aufzeigen, die ihre eigenen Probleme meistern, und Trost für diejenigen spenden, die auf der Suche nach gemeinsamen Erfahrungen sind.

Im Mittelpunkt unserer Untersuchung steht das Bewusstsein, dass Brustkrebs kein isoliertes Problem ist, sondern eine allgemeine Erfahrung, die weltweite Resonanz hat. In diesem Kapitel wird das Narrativ von Brustkrebs in einem größeren Maßstab dargelegt und spiegelt seinen Einfluss auf viele Gemeinschaften, Kulturen und Gesellschaften wider. Es fordert die Leser auf, sich an der weltweiten Diskussion über Brustkrebs zu beteiligen und Empathie, Verständnis und gemeinsame Anstrengungen zur Bewältigung dieser schwierigen Gesundheitskrise zu entwickeln.

Während wir uns mit der Komplexität von Brustkrebs befassen, ist dieses Kapitel ein Denkmal für die Bedeutung von Informationen bei der Bewältigung der

Komplikationen im Gesundheitswesen. Das Verständnis von Brustkrebs geht über medizinische Lehrbücher hinaus; Es erfordert eine umfassende Vision, die die Person, die Gemeinschaft und das globale Kollektiv umfasst. Durch dieses komplexe Verständnis können wir einen Weg zur Prävention, Früherkennung und letztendlich zum Sieg über die starke Präsenz von Brustkrebs finden. Begleiten Sie uns auf dieser Reise des Verständnisses und der Empathie, während wir uns bemühen, die Nuancen von Brustkrebs zu entschlüsseln, eine Offenbarung nach der anderen.

KAPITEL 2

Früherkennung und Screening: Wege zur rechtzeitigen Intervention aufzeigen

In der Welt des Brustkrebses erweist sich die Frühdiagnose als starker Verbündeter, als Leuchtturm, der Wege für eine schnelle Intervention und bessere Ergebnisse aufzeigt. Dieses Kapitel widmet sich der Erläuterung der Komplexität der Früherkennung und des Screenings mit dem übergeordneten Ziel, die zentrale Rolle hervorzuheben, die diese Aspekte in der Gesamtstrategie gegen Brustkrebs spielen. Jede Phase, von der persönlichen Natur der Brust-Selbstuntersuchungen bis hin zur objektiven Natur klinischer Untersuchungen und Mammographien, trägt zum übergeordneten Ziel bei, potenzielle Gefahren bereits im Frühstadium zu erkennen, damit geeignete

Präventivmaßnahmen ergriffen werden können.

Die Geschichte beginnt mit einer Untersuchung der Selbstuntersuchungen der Brust, die als „intime Reise" beschrieben werden, bei der „der Einzelne zum Hauptarchitekten seiner Gesundheit wird". Durch Abtasten und Beobachten kann man eine Sensibilität für die winzigen Veränderungen im Brustgewebe entwickeln, die es ermöglichen, Anomalien bereits im Frühstadium zu erkennen. Dieses Kapitel soll als Leitfaden dienen und Einblicke in die Methodik, Häufigkeit und Bedeutung von Selbstuntersuchungen bieten, wobei der Schwerpunkt auf der Kraft liegt, die in der Kenntnis des eigenen Körpers liegt.

Klinische Brustuntersuchungen sind ein wichtiges Glied in der Kette der Früherkennung. Diese Untersuchungen werden von medizinischen Experten durchgeführt und finden im klinischen Umfeld statt. Dieser Abschnitt befasst sich eingehender mit der methodischen Technik klinischer Untersuchungen, bei der erfahrene Mediziner das Terrain des Brustgewebes erkunden, um wahrscheinliche Anomalien zu finden, die möglicherweise weiterer Forschung bedürfen. Aufgrund des kollaborativen Charakters dieser Untersuchungen ist es für den Einzelnen wichtig, häufige Kontrolluntersuchungen bei seinem medizinischen Fachpersonal durchzuführen und eine offene Kommunikation mit diesen Ärzten zu pflegen.

Im folgenden Abschnitt wird der Mammographie, einem wesentlichen Bestandteil der Brustkrebsvorsorge, die gebührende Aufmerksamkeit gewidmet. Diese Bildgebungstechnologie nutzt niedrig dosierte Röntgenstrahlen, um detaillierte Bilder des Brustgewebes zu erhalten. Dadurch ist es möglich, Anomalien im Brustgewebe zu entdecken, die mit anderen Methoden übersehen werden könnten. Das Kapitel führt den Leser durch die Komplexität der Mammographie und geht auf typische Probleme ein, beispielsweise darauf, wann mit Vorsorgeuntersuchungen begonnen werden sollte und wie die Bedeutung der Ergebnisse zu interpretieren ist. Es unterstreicht die Bedeutung der Mammographie als wirksame Waffe im Kampf gegen Brustkrebs, die die Wahrscheinlichkeit einer frühzeitigen Erkennung und sofortigen Behandlung deutlich erhöht.

Der Prozess, ein Verständnis für die Landschaft der Früherkennung zu erlangen, ist nicht auf die Bemühungen einzelner Personen beschränkt. Vielmehr umfasst es die Bemühungen einer ganzen Gemeinschaft sowie Gesundheitsvorschriften. Dieses Kapitel untersucht die Bedeutung eines einfachen Zugangs zu Screening-Programmen, die Rolle, die Sensibilisierungskampagnen dabei spielen, Menschen zur Teilnahme an Screenings zu ermutigen, und die kontinuierliche Forschung, die auf die Verbesserung und Erweiterung von Screening-Verfahren abzielt. Es erkennt an, dass die Früherkennung eine gemeinsame Anstrengung ist, die das Engagement und die Unterstützung der gesamten Gesellschaft erfordert.

Es gibt persönliche Berichte von Menschen, deren Leben sich durch die Anwendung von Früherkennungsmethoden verändert hat, die überall in der Geschichte zu finden sind. Diese Geschichten aus der Ich-Perspektive werfen ein Licht auf die erheblichen

Auswirkungen, die ein sofortiges Eingreifen haben kann, und verdeutlichen die potenziell bahnbrechende Rolle, die Screenings bei der Erzielung günstiger Ergebnisse spielen können. Diese Geschichten dienen als Orientierungshilfen und ermutigen Einzelpersonen, an Routineuntersuchungen teilzunehmen, und Gemeinden, in die komplette Gesundheitsinfrastruktur zu investieren.

Dieses Kapitel ermutigt die Leser, Frühdiagnose und Früherkennung nicht als isolierte Ereignisse, sondern als integrale Bestandteile einer umfassenderen Strategie gegen Brustkrebs zu betrachten. Während wir uns mit der Früherkennung und dem Screening befassen, laden wir die Leser ein, diese Praktiken nicht als isolierte Ereignisse, sondern als integrierte Komponenten zu betrachten. Es ist ein Aufruf zum Handeln, der Einzelpersonen, Gemeinschaften und

Gesundheitssysteme dazu drängt, bei der Suche nach Früherkennung zusammenzuarbeiten, ein Unterfangen, das verspricht, den Verlauf von Brustkrebs von einer gewaltigen Herausforderung in einen Triumph der Widerstandsfähigkeit und Proaktivität zu verwandeln. Es bestärkt die Vorstellung, dass Bewusstsein kein passives Konzept ist; Vielmehr handelt es sich um einen Aufruf zum Handeln.

KAPITEL 3

Behandlungsalternativen: So finden Sie Ihren Weg durch das Labyrinth der Brustkrebsbehandlung

Behandlungsoptionen erweisen sich als entscheidende Fäden innerhalb des komplexen Geflechts von Brustkrebs und fügen dabei eine Geschichte von Beharrlichkeit und Hoffnung zusammen. Dieses Kapitel befasst sich mit den verschiedenen Taktiken, die im Kampf gegen Brustkrebs eingesetzt werden, einem Kampf, in dem technologische Fortschritte in der Medizin und individuelle Behandlung zusammenlaufen, um den spezifischen Anforderungen jeder Person gerecht zu werden, die es mit diesem starken Feind zu tun hat.

In diesem Teil unserer Untersuchung steht die Operation im Mittelpunkt, die häufig der erste Schritt im Kampf gegen Brustkrebs ist. In diesem Teil werden die Komplexitäten verschiedener chirurgischer Eingriffe entwirrt, die von Lumpektomien, bei denen ein Teil des Brustgewebes intakt bleibt, bis hin zu Mastektomien, bei denen bei Bedarf die gesamte Brust entfernt wird, entwirrt werden. Die chirurgischen Optionen werden nicht nur als Prozesse dargestellt, sondern auch als individuelle Entscheidungen, die sich an den Besonderheiten der jeweiligen Erkrankung orientieren. Dies gibt Patienten die Möglichkeit, fundierte Urteile über den Behandlungsverlauf zu fällen, dem sie folgen werden.

Der Einsatz der Chemotherapie, eine bewährte Waffe im Kampf gegen Krebs, wird im nächsten Schritt unserer Untersuchung im Mittelpunkt stehen. Bei dieser umfassenden

Behandlung werden wirksame Medikamente eingesetzt, um Krebszellen, die sich überall im Körper befinden, gezielt anzugreifen und auszurotten. Der Leser wird auf eine Reise durch das Terrain der Chemotherapie mitgenommen und erhält dabei Einblicke in ihre Mechanismen, mögliche Nebenwirkungen und das sich entwickelnde Feld maßgeschneiderter Therapien, die versuchen, die Wirksamkeit zu steigern und gleichzeitig unangenehme Reaktionen zu minimieren. In diesem Kapitel wird der kollaborative Charakter der Krebsbehandlung hervorgehoben, der sowohl Patienten als auch medizinisches Fachpersonal erfordert, zusammenzuarbeiten, um die Hindernisse und Erfolge der Therapie zu bewältigen.

In den folgenden Abschnitten befassen wir uns mit der Strahlentherapie, einer sowohl gezielten als auch hochspezifischen Methode zur Krebsbehandlung. Diese Therapie zielt durch den Einsatz hoher Strahlungsdosen auf Krebszellen ab und kann entweder nach einer Operation zur Beseitigung übriggebliebener Krebszellen oder als eigenständige Behandlung verabreicht werden. Die Geschichte befasst sich mit den Feinheiten der Strahlentherapie und beleuchtet ihre Funktion als Mittel zur Verhinderung des Verlusts von Brustgewebe und zur Erhöhung der allgemeinen Erfolgsraten der Behandlung.

Die Behandlung von Brustkrebs geht über konventionelle Behandlungen hinaus und befasst sich mit der gezielten Therapie, einem Bereich der Präzisionsmedizin, der sich auf spezifische molekulare Eigenschaften von Krebszellen konzentriert. Dieser Wandel in der Behandlung von Brustkrebs hat Auswirkungen auf die Zukunft der Krebsbehandlung. Dieser Teil führt den Zuhörer durch die sich ständig verändernde

Landschaft gezielter Interventionen, einschließlich HER2-zielgerichteter Medikamente und Hormontherapie zur Behandlung von Hormonrezeptor-positiven Brusttumoren. Es bietet auch einen Einblick in das Potenzial einer personalisierten Krebsbehandlung in der Zukunft.

Der letzte Bestandteil unserer Untersuchung ist die Immuntherapie, ein bahnbrechendes Gebiet in der Krebsbehandlung. Die Immuntherapie ist eine revolutionäre neue Strategie zur Krebsbehandlung, da sie durch Nutzung des körpereigenen Immunsystems auf Krebszellen abzielt und diese eliminiert. In diesem Abschnitt wird das Potenzial der Immuntherapie im Zusammenhang mit Brustkrebs aufgezeigt und ein Einblick in die laufende Forschung und die möglicherweise lebensverändernden Auswirkungen gegeben, die sie für Patientinnen haben könnte, die mit der Diagnose Brustkrebs zurechtkommen.

In diesem Kapitel finden sich immer wieder Geschichten von Menschen, die Widrigkeiten überwunden haben und auf der anderen Seite mit Widerstandskraft und Hoffnung hervorgegangen sind. Diese Personen haben sich erfolgreich im Labyrinth der verfügbaren Behandlungsalternativen zurechtgefunden. Diese Erzählungen verleihen den Fachdebatten ein Gefühl von Menschlichkeit, indem sie zeigen, dass das Ziel der Behandlung nicht nur die Zerstörung von Krebszellen ist, sondern auch die Aufrechterhaltung einer hohen Lebensqualität und die Entwicklung eines starken Gefühls der Handlungsfähigkeit angesichts von Widrigkeiten .

Die Leser werden auf eine Vielzahl von Therapiealternativen stoßen, aber das übergeordnete Thema ihrer Reise ist die Ermächtigung. Jede getroffene Entscheidung ist kein Bedarf, sondern eine Möglichkeit und wird durch die Interaktionen der Menschen mit ihren eigenen Gesundheitsteams beeinflusst. Dieses Kapitel bekräftigt die Auffassung, dass die Behandlung von Brustkrebs keine Tätigkeit ist, die auf einen einzigen Ansatz reduziert werden kann; Vielmehr handelt es sich um eine sich entwickelnde und individuelle Reise an der Schnittstelle von Wissenschaft und Menschlichkeit, die dem Einzelnen den Weg ebnet, die Komplexität der Therapie mit Wissen, Standhaftigkeit und einem Gefühl der Hoffnung zu meistern.

KAPITEL 4

Überlebensgeschichten: Wir feiern die Erfolge der Widerstandsfähigkeit im Kampf gegen Brustkrebs

Inmitten des Labyrinths von Brustkrebs erweisen sich die Erfahrungen derjenigen, die die Krankheit überlebt haben, als bewegende Zeugnisse des unbesiegbaren menschlichen Geistes und der transformierenden Kraft der Beharrlichkeit. Dieses Kapitel ist eine Hommage an Menschen, die das schwierige Terrain der Diagnose, Behandlung und Genesung beschritten haben. Dies sind die Menschen, deren Reisen den Weg von der Verletzlichkeit zur Stärke sowie den Weg von der Angst zur Hoffnung offenbaren.

Die Erzählungen der Überlebenden bilden ein Mosaik, und innerhalb dieses Mosaiks herrscht Vielfalt. Die Erfahrungen jedes

Menschen sind unterschiedlich und gemeinsam schaffen sie ein Bild, das die Komplexität des Lebens mit Brustkrebs veranschaulicht. Durch diese persönlichen Erfahrungen begibt sich der Leser auf eine Reise, die über Zahlen und technische Beschreibungen hinausgeht und in die physischen, emotionalen und oft siegreichen Seiten des Überlebens eintaucht.

Die Geschichten beginnen in dem Moment, in dem eine Diagnose gestellt wird, also in dem Moment, in dem das Leben der Menschen plötzlich in den unerforschten Bereich der Ungewissheit gelenkt wird. Diese ersten Kapitel sind von Angst, Ratlosigkeit und einem Gefühl der Verletzlichkeit durchdrungen und stellen die grundlegende menschliche Reaktion auf die Offenlegung einer Brustkrebsdiagnose dar. Dennoch wurzelt in dieser allgemeinen Verletzlichkeit ein Keim der Stärke, der durch die inhärente Widerstandskraft genährt wird, die in Menschen vorhanden ist, die dem Unerwarteten mutig begegnen.

Im Verlauf der Erzählung wird deutlich, dass die Therapiephase ein Testfeld ist, auf dem sowohl Misserfolg als auch Erfolg zu finden sind. Der Leser erhält aus erster Hand einen Bericht über die geistige und körperliche Belastung, die Behandlungen wie Operationen, Chemotherapie und Bestrahlung mit sich bringen können. Diese einzelnen Erzählungen entmystifizieren den klinischen Jargon, indem sie die Behandlung nicht als eine Abfolge medizinischer Operationen, sondern als eine transformierende Reise darstellen, die sich sowohl durch Momente bemerkenswerter Anmut als auch durch Zeiten intensiven Kampfes auszeichnet.

Die Erzählungen haben alle einen gemeinsamen Lebensfaden in Form wiederkehrender Themen der Unterstützung und Verbindung. Die Familie, Freunde und Gesundheitsdienstleister einer Person werden während eines Sturms zu Ankern, weil sie Ermutigung, Empathie und den gemeinsamen Antrieb bieten, die Widrigkeiten zu überwinden. Die Bedeutung eines starken Unterstützungsnetzwerks wird deutlicher und verdeutlicht die Teamarbeit, die während der gesamten Brustkrebsreise erforderlich ist.

Während der Herausforderungen gibt es Momente der Offenbarung. Dies sind tiefgreifende Erkenntnisse über die prekäre Natur der Existenz, die Kraft, die in der Verletzlichkeit liegen kann, und die Widerstandsfähigkeit, die dem menschlichen Geist innewohnt. Diese Zeiten, die häufig in den Tiefen des Leids und der Unklarheit verborgen sind, werden zu Leitlichtern des

Optimismus, die den Überlebenden und anderen, die in ihre Fußstapfen treten, Licht auf den Weg nach vorne werfen.

In diesem Kapitel wird auch die Phase nach der Behandlung besprochen, die durch Phasen der Selbstbeobachtung und Anpassung sowie einer Neubewertung der eigenen Lebensprioritäten gekennzeichnet ist. Diese Berichte veranschaulichen die Widerstandsfähigkeit, die erforderlich ist, um das unbekannte Terrain des Lebens nach einer Krebserkrankung zu bewältigen, und zeigen, dass das Überleben nicht das Ende der Reise, sondern vielmehr ein Neuanfang ist. Während Überlebende lernen, ihre Erfahrungen in positive Veränderungen umzuwandeln, ist diese Phase häufig durch wiederkehrende Themen wie Dankbarkeit, ein neu entdecktes Zielbewusstsein und Engagement für Aktivismus gekennzeichnet.

Diese Berichte akzeptieren alle, dass der Weg jedes Überlebenden in Arbeit ist; Es ist eine ständige Weiterentwicklung des Selbst, das von der Vergangenheit geprägt, aber nicht durch sie definiert wird. Diese Anerkennung zieht sich durch alle Geschichten. Die Personen, die bereit sind, ihre Erfahrungen zu teilen, laden die Leser ein, Zeugen ihrer Schwächen, ihrer Siege und der neu verwobenen Struktur ihres Lebens zu werden.

Die Erfahrungen derjenigen, die schreckliche Prüfungen überlebt haben, sind mehr als nur Berichte über die Vergangenheit; Sie sind ein lebendiger Beweis für die Widerstandsfähigkeit des menschlichen Geistes. Der Leser wird ermutigt, auf dem Weg durch diese Kapitel Zeuge der Schönheit zu werden, die aus Not entsteht, der Stärke, die aus Verletzlichkeit entsteht, und des dauerhaften Erbes der Hoffnung, das die Erfahrung des Überlebens durchdringt.

KAPITEL 5
Wie man geliebten Menschen durch das emotionale Labyrinth von Brustkrebs hilft. Unterstützen Sie geliebte Menschen, die an Brustkrebs erkrankt sind

Die Rolle unterstützender Angehöriger wird zu einer wesentlichen und sensiblen Präsenz im zarten Tanz des Brustkrebses. In diesem Kapitel wird sorgfältig die emotionale Landschaft untersucht, die eine Brustkrebsdiagnose umgibt, und die wichtige Rolle hervorgehoben, die Familie und Freunde dabei spielen, in dieser schwierigen Zeit für Frieden, Verständnis und unerschütterliche Unterstützung zu sorgen.

Diese Erzählung beleuchtet die transformierende Kraft von Empathie und Verbundenheit in jeder Phase der Erfahrung, vom ersten Schock über die Diagnose bis hin zu den subtilen Herausforderungen der Behandlung und Genesung.

Die Reise beginnt mit dem Moment der Offenbarung, nämlich der Entdeckung, dass Sie Brustkrebs haben. Diejenigen, die der Person nahe stehen, die die Diagnose erhalten hat, geraten häufig in einen emotionalen Wirbelsturm, da sie versuchen, ihre eigenen Ängste und Unsicherheiten mit dem Bedürfnis in Einklang zu bringen, der Person, die die Nachricht erhalten hat, eine Quelle der Unterstützung zu sein. In diesem Teil des Kapitels untersuchen wir die differenzierte Kunst, Abstand zu halten, Komfort zu bieten und die frühen Phasen der Brustkrebsreise einfühlsam zu steuern.

Die Bedeutung der unterstützenden Rolle von Familie und Freunden wird im Verlauf der Geschichte immer deutlicher. Die emotionalen Höhen und Tiefen der Behandlung werden schließlich zu einem gemeinsamen Erlebnis, das sowohl von Siegen als auch von Rückschlägen geprägt ist. Familie und Freunde sind da, um Zeuge der emotionalen und körperlichen Belastungen zu sein, die eine Chemotherapie mit sich bringt, sowie der alltäglichen Kämpfe, die das Normalsein neu definieren. Dieser Abschnitt bietet einige hilfreiche Einblicke in die schwierige Balance, die bei der Pflege einer Person gefunden werden muss und gleichzeitig sichergestellt werden muss, dass ihre Entscheidungsfreiheit und Autonomie nicht beeinträchtigt werden.

Es wird deutlich, dass die Kommunikation, die für den Erfolg jeder Beziehung unerlässlich ist, das Hauptthema ist. Dieses

Kapitel befasst sich mit der Komplexität offener Kommunikation und erkennt die Bedeutung von Worten für den Prozess der Herstellung von Verbindung und Verständnis an. Um einen Raum zu schaffen, in dem Verletzlichkeit mit Empathie und Widerstandsfähigkeit begegnet werden kann, lernen geliebte Menschen, Gespräche zu führen, die die Bandbreite der Emotionen umfassen, von Angst und Verzweiflung bis hin zu Hoffnung und Freude. Diese Gespräche schaffen einen Raum für geliebte Menschen, in dem sie lernen können, miteinander über ihre Erfahrungen zu sprechen.

Um sich im emotionalen Terrain erfolgreich zurechtzufinden, ist mehr als nur die Fähigkeit zur verbalen Kommunikation erforderlich; Es beinhaltet auch die Sprache der Gesten, die Kunst, Mitgefühl zu zeigen, und die Fähigkeit, einfach präsent zu sein. In diesem Teil wird die transformierende Kraft einfacher, sinnvoller Aktivitäten untersucht, wie zum Beispiel nahrhafte Mahlzeiten zuzubereiten, ein Ohr zum Zuhören zu bieten und freudige Momente zu schaffen, die den schwierigen Weg kennzeichnen.

In diesem Kapitel wird auch der emotionale Tribut gewürdigt, den jemand erleiden kann, der Pflege oder Unterstützung leistet. Diejenigen, denen wir am Herzen liegen, kämpfen mit ihren eigenen Ängsten und Gefühlen der Machtlosigkeit, auch wenn sie sich danach sehnen, eine grundsolide Quelle der Unterstützung zu sein. Aufkommende Themen wie Selbstfürsorge und die Suche nach Hilfe von Unterstützern verdeutlichen den Zusammenhang zwischen einem emotional gesunden Weg durch die Brustkrebsbehandlung.

Im Verlauf der Geschichte rückt die Zeit nach der Therapie immer mehr in den Mittelpunkt. Diejenigen, die sich um Brustkrebsüberlebende kümmern, beschreiten das Neuland des Überlebens, feiern Siege, meistern aber oft die Komplexität des Lebens nach der Krankheit. Dieser Abschnitt bietet einige Einblicke in die anhaltende Bedeutung, Überlebenden und ihren Angehörigen emotionale Unterstützung zu bieten, während sie nach neuen Wegen suchen, ihre Beziehungen untereinander neu zu definieren und zu verbessern.

Geschichten über die Überwindung von Widrigkeiten und Zeugnisse der transformierenden Kraft von Liebe und Unterstützung sind im gesamten Kapitel zu finden. Diese Erfahrungen spiegeln die Essenz menschlicher Verbundenheit wider und unterstreichen, dass der Weg zur Brustkrebserkrankung kein Einzelweg ist, sondern vielmehr eine kollektive Erfahrung, bei der sich gemeinsame Verletzlichkeit und gemeinsame Stärke kreuzen.

Zusammenfassend lässt sich sagen, dass die emotionale Unterstützung geliebter Menschen, die mit Brustkrebs zu kämpfen haben, keine passive Pflicht ist; Vielmehr handelt es sich um einen aktiven, sich ständig verändernden Tanz, der Einfühlungsvermögen, Kommunikation und beständige Präsenz erfordert. Dieses Kapitel ermutigt die Leser, die transformative Wirkung ihrer Rolle als Unterstützer anzuerkennen. Dies geschieht dadurch, dass darauf hingewiesen wird, dass in der Symphonie der Gefühle rund um Brustkrebs die Liebe und das Verständnis von Familie und Freunden tiefe Resonanz finden und den Einzelnen durch die Höhen und Tiefen seiner transformativen Reise führen.

KAPITEL 6

Prävention von Brustkrebs: Durch proaktive Gesundheitsstrategien die Kontrolle über unsere Gesundheit und unser Leben zurückgewinnen

Im weiten Feld des Gesundheitswesens sticht das Kapitel zur Brustkrebsprävention wie ein Leuchtturm hervor und zeigt Wege auf, wie Einzelpersonen in die Lage versetzt werden können, proaktiv für ihr eigenes Wohlbefinden zu sorgen. Im Kampf gegen Brustkrebs ist die Prävention ein wirkungsvoller Verbündeter, der über die bloße Aufklärung hinausgeht und wirksame Methoden umfasst, die den Lebensstil ändern, eine frühzeitige Diagnose fördern und Risikofaktoren minimieren. Dieser Artikel untersucht die unzähligen Techniken zur Brustkrebsprävention und betont die Tatsache, dass Wissen in Verbindung mit bewusst getroffenen Entscheidungen eine transformative Kraft im Streben nach langfristigem körperlichem Wohlbefinden sein kann.

Die Untersuchung konzentriert sich zunächst auf Veränderungen im Lebensstil, die einen wesentlichen Bestandteil der Brustkrebsprävention darstellen. Die Aufrechterhaltung eines gesunden Gewichts hängt von den Ernährungsgewohnheiten, der körperlichen Aktivität und der Fähigkeit einer Person ab, aktiv zu bleiben. Dieser Abschnitt befasst sich eingehender mit dem Einfluss der Ernährung und betont die Bedeutung einer ausgewogenen Ernährung mit hohem Obst-, Gemüse- und Vollkornanteil. Die Geschichte unterstreicht die Relevanz regelmäßiger körperlicher Aktivität und zeigt, dass Bewegung nicht nur zur allgemeinen Gesundheit beiträgt, sondern auch dazu beiträgt, das Brustkrebsrisiko zu senken. Die Erzählung betont die Bedeutung regelmäßiger körperlicher Aktivität und hebt hervor, wie Bewegung zur allgemeinen Gesundheit beiträgt.

Genetische Beratung und Tests sind ein wesentlicher Aspekt der Brustkrebsprävention, insbesondere für Menschen, die aus medizinisch betroffenen Familien stammen und in deren eigenen Abstammungslinie eine Vorgeschichte der Krankheit vorliegt. Einzelpersonen erhalten die Fähigkeit, fundierte Entscheidungen zur Risikominderung zu treffen, nachdem sie ein besseres Verständnis der erblichen Elemente von Brustkrebs erlangt haben. Dieses Kapitel befasst sich mit dem komplexen Bereich der genetischen Beratung und beleuchtet die Auswirkungen von Tests und die Optionen, die sich daraus ergeben.

Die Geschichte dreht sich schließlich darum, das Konzept der Brust-Selbstwahrnehmung zu übernehmen, eine vorbeugende Maßnahme, die den Einzelnen die Verantwortung für ihre eigenen Gesundheitsentscheidungen überträgt. Die regelmäßige Selbstuntersuchung der Brüste kann als Technik zur Früherkennung dienen, indem sie es Einzelpersonen ermöglicht, Veränderungen in ihrem Brustgewebe zu erkennen und bei Bedarf sofort medizinische Hilfe in Anspruch zu nehmen. Dieser Abschnitt gibt Hinweise zur Durchführung von Selbstuntersuchungen sowie zur Häufigkeit dieser Durchführung, wobei der Schwerpunkt auf der Einbeziehung der Selbstwahrnehmung in regelmäßige Gesundheitspraktiken liegt.

Die Bedeutung der Durchführung klinischer Vorsorgeuntersuchungen wird in den Vordergrund der Diskussion gerückt, während das Kapitel Themen wie routinemäßige Brustuntersuchungen und

Gesundheitsuntersuchungen behandelt. Einzelpersonen und ihre Gesundheitsdienstleister müssen zusammenarbeiten, um eine erfolgreiche Früherkennung von Brustkrebs zu erreichen, der einer der wichtigsten Aspekte der Brustkrebsprävention ist. Einzelpersonen nehmen eine proaktive Haltung gegenüber potenziellen Gefahren ein, wenn sie sich Routineuntersuchungen unterziehen. Dies folgt der Vorstellung, dass Prävention nicht nur eine individuelle Verantwortung, sondern auch eine gemeinsame Verpflichtung im Kontext des größeren Gesundheitsökosystems ist.

Der Kampf gegen Brustkrebs hat seinen Anwendungsbereich um die Untersuchung hormoneller Auswirkungen und die Erhaltung der reproduktiven Gesundheit erweitert. In diesem Teil werden mehrere Faktoren untersucht, beispielsweise die

Hormonersatzbehandlung sowie der Zeitpunkt der Schwangerschaft und des Stillens, um die Auswirkungen dieser Umstände auf das Risiko einer Frau, an Brustkrebs zu erkranken, zu beleuchten. Wenn Einzelpersonen mit den Informationen ausgestattet sind, um diese Aspekte zu verstehen, wird es für sie viel einfacher, fundierte Entscheidungen zu treffen, die mit ihren eigenen persönlichen Gesundheitszielen im Einklang stehen.

Die Diskussion endet mit einer Zusammenfassung der vielen diskutierten Ansätze, wobei der Schwerpunkt auf der Tatsache liegt, dass die Prävention von Brustkrebs ein allumfassendes Unterfangen ist. Einzelpersonen können eine Gesundheitskultur pflegen, die über ihre eigenen Handlungen hinausgeht und zum Standard in der Gesellschaft wird, wenn sie den proaktiven Schritt unternehmen, eine proaktive Denkweise anzunehmen und diese Taktiken in ihr tägliches Leben zu integrieren. Dieses Kapitel bekräftigt die Auffassung, dass die Prävention von Brustkrebs nicht nur ein theoretisches Konzept ist; Vielmehr handelt es sich um eine reale und praktikable Reise, auf die sich jeder Tag für Tag begibt, um so sein gesundheitliches Schicksal zu gestalten und zu einer gemeinsamen Vision einer Zukunft beizutragen, in der Brustkrebs nicht nur behandelt, sondern auch verhindert werden kann.

Wissen fungiert als Dirigent in der Symphonie der Brustkrebsprävention und weist Einzelpersonen an, sich mit Praktiken in Einklang zu bringen, die Gesundheit und Widerstandsfähigkeit stärken.

Dieses Kapitel ist eine Einladung – eine Einladung, eine proaktive Position einzunehmen, das Wohlbefinden in den Vordergrund zu stellen und anzuerkennen, dass jede heute getroffene Entscheidung ein Schritt in eine Zukunft ist, in der die Häufigkeit von Brustkrebs zurückgegangen sein wird und das Leben dadurch gestärkt wird die transformierende Kraft der Prävention.

KAPITEL 7

Im Kampf gegen Brustkrebs tragen Interessenvertretung und Sensibilisierungskampagnen dazu bei, die Stimmen der von der Krankheit Betroffenen zu stärken und Veränderungen herbeizuführen.

Kampagnen werden zu Megaphonen, die den Stimmen Gehör verschaffen, kollektives Handeln anregen und Veränderungen im weltweiten Bewusstsein für Brustkrebs anstoßen. Interessenvertretung entwickelt sich zu einer treibenden Kraft innerhalb der globalen Aufklärung über Brustkrebs. Dieses Kapitel dient als Denkmal für die engagierten Bemühungen der Befürworter und die wirkungsvollen Initiativen, die die Diskussion rund um Brustkrebs beeinflusst haben. Die Geschichte entwickelt sich und beleuchtet die transformierende Kraft der Interessenvertretung und den weitreichenden

Einfluss von Sensibilisierungskampagnen. Die Geschichte beginnt mit lokalen Bewegungen und geht weiter zu multinationalen Unternehmungen.

In diesem Kapitel geht es zunächst darum, herauszufinden, was die wesentliche Funktion der Interessenvertretung ist. Interessenvertretung wird als eine dynamische Kraft definiert, die über einzelne Narrative hinausgeht und gemeinsam Einfluss auf Politik, Forschung und öffentliche Wahrnehmung nimmt. Befürworter sind die Gestalter des Wandels und arbeiten beharrlich daran, Brustkrebs zu entstigmatisieren, den Zugang zur Gesundheitsversorgung zu verbessern und eine Atmosphäre zu schaffen, in der die Weltgemeinschaft vereint gegen dieses weit verbreitete Gesundheitsproblem ist. Brustkrebs ist eine häufige gesundheitliche Herausforderung.

Die Basisbewegungen, die den Geist lokaler Gemeinschaften repräsentieren, die sich zur Unterstützung einer gemeinsamen Sache zusammenschließen, sind das schlagende Herz der Bewegung zur Aufklärung über Brustkrebs. Dieser Abschnitt untersucht die Anfänge von Basisbewegungen und konzentriert sich darauf, wie engagierte Einzelpersonen, häufig solche mit einer zutiefst persönlichen Verbindung zu Brustkrebs, die treibende Kraft hinter Basisbewegungen waren, die Auswirkungen auf Gemeinschaften hatten und ein Gefühl der Solidarität förderten. Die Erzählung zeigt die Fähigkeit gewöhnlicher Menschen, außergewöhnliche Veränderungen herbeizuführen, indem sie dieses Phänomen durch das Prisma der Interessenvertretung an der Basis betrachten.

Während sich das Narrativ über Brustkrebs in immer mehr Ländern auf der ganzen Welt ausbreitet, verlagert sich der Fokus auf internationale Organisationen und Kampagnen. Die Untersuchung erstreckt sich über mehrere Kontinente und befasst sich mit Unternehmungen, die über nationale Grenzen, kulturelle Grenzen und sprachliche Barrieren hinausgehen. Auf weltweiter Ebene erhöhen diese Initiativen nicht nur das Bewusstsein, sondern wirken sich auch auf die Gesetzgebung aus und haben Auswirkungen auf die Krankenhausinfrastruktur, die Forschungsfinanzierung und die allgemeine Landschaft der Brustkrebsbehandlung. Dieses Kapitel bietet einen Rundgang durch historische Kampagnen, die einen unvergesslichen Eindruck in der Geschichte hinterlassen haben, und zeigt, wie öffentliche Ansichten und Prioritäten durch den Einsatz strategischer Botschaften und koordinierter Bemühungen neu gestaltet werden können.

Die Nutzung sozialer Medien, die sich in der aktuellen Zeit zu einem wirkungsvollen Instrument entwickelt haben, erweist sich als bahnbrechend für Initiativen zur Sensibilisierung für Brustkrebs. Social-Media-Sites wie Twitter, Facebook und Instagram haben sich zu dynamischen Treffpunkten für Aktivisten entwickelt, um persönliche Erzählungen auszutauschen, Informationen zu kommunizieren und Gemeinschaften zu organisieren. Die Geschichte untersucht die Entwicklung von Social-Media-Kampagnen und beleuchtet, wie Hashtags, Challenges und virale Bewegungen das Bewusstsein für Brustkrebs in den Vordergrund digitaler Gespräche gerückt und ein Gefühl der Verbundenheit zwischen Menschen auf der ganzen Welt gefördert haben.

Die Geschichte befasst sich mit Programmen, die darauf abzielen, Mythen zu zerstreuen, die Früherkennung zu fördern und eine Gesundheitskultur zu kultivieren, und die Bedeutung von Aufklärungskampagnen rückt aufgrund dieser Entwicklung in den Mittelpunkt. Durch die Konzentration ihrer Aufklärungsbemühungen auf bestimmte Bereiche hoffen die Befürworter, Brustkrebs zu entmystifizieren, Verbraucherinnen Informationen über Risikofaktoren und Vorsorgeuntersuchungen bereitzustellen und Einzelpersonen zu ermutigen, eine aktive Rolle in ihrer eigenen Gesundheitsversorgung zu übernehmen. In diesem Abschnitt wird betont, dass es sich bei der Sensibilisierung nicht um eine einmalige Veranstaltung, sondern um ein kontinuierliches Gespräch handelt, das nachhaltige Anstrengungen und Engagement aller Beteiligten erfordert.

In diesem Kapitel wird auch die Intersektionalität der Brustkrebs-Befürwortung untersucht. Dies geschieht in Anerkennung der Tatsache, dass die Auswirkungen von Brustkrebs durch eine Vielzahl von Merkmalen beeinflusst werden können, darunter Geschlecht, Rasse, sozioökonomischer Status und geografischer Standort. Befürworter möchten sicherstellen, dass Bewusstsein und Unterstützung inklusiv sind, indem sie sich mit den besonderen Problemen befassen, mit denen unterschiedliche Bevölkerungsgruppen konfrontiert sind. Durch das Verständnis dieser Schnittmengen können Befürworter diese Herausforderungen besser bewältigen.

Die Geschichte endet mit einem Aufruf zum Handeln, der anerkennt, dass Advocacy- und Sensibilisierungskampagnen keine inaktiven Aktivitäten, sondern aktive Bewegungen sind, die konsequente Unterstützung erfordern. Die transformative Kraft der Interessenvertretung liegt in den kollektiven Stimmen, die Veränderungen fordern, Stigmatisierungen in Frage stellen und sich eine Zukunft vorstellen, in der Brustkrebs nicht nur behandelt, sondern auch vermeidbar ist. Diese Macht kann sowohl auf lokaler als auch auf globaler Ebene zu finden sein.

Jede Stimme ist eine Note in der Symphonie der Aufklärungs- und Aufklärungskampagnen zum Thema Brustkrebs, und jede Kampagne ist ein Resonanzakkord in der Gesamtstruktur der Symphonie. Dieses Kapitel ist eine Ode an jene Menschen, die sich gegen Ungerechtigkeit ausgesprochen, soziale Bewegungen ins Leben gerufen und den Weg für positive Veränderungen geebnet haben. Es ermutigt die Leser, sich dem Chor anzuschließen, und erkennt an, dass wir durch erhöhtes Bewusstsein, Infragestellung von Normen und Kampagnen für eine bessere Gesundheitsversorgung zu einer Zukunft beitragen, in der Brustkrebs nicht nur bekämpft, sondern auch besiegt wird. Dies geschieht, indem es die Leser einlädt, sich dem Refrain anzuschließen.

ABSCHLUSS

Eine abschließende Erklärung, die eine kollektive Symphonie der Hoffnung und des Fortschritts im Kampf gegen Brustkrebs singt

Die Symphonie der Brustkrebsforschung geht zu Ende, und während wir die Schlussnotizen schreiben, ist das mitschwingende Thema Optimismus, Ausdauer und gemeinschaftlicher Fortschritt. Diese Erzählung webt ein Geflecht zusammen, das über individuelle Erfahrungen hinausgeht und eine globale Gemeinschaft umfasst, die sich vereint gegen Brustkrebs engagiert. Diese Erzählung beginnt mit den komplizierten Nuancen des Verständnisses von Brustkrebs und geht weiter zur transformativen Kraft von Überlebensgeschichten, proaktiven

Maßnahmen in der Prävention und verstärkten Stimmen von Interessenvertretungs- und Sensibilisierungskampagnen und erweckt einen Kampf gegen Brustkrebs zum Leben, der die ganze Welt umspannt.

Der Fortschritt durch die Kapitel zeigt, dass Brustkrebs mehr als nur ein gesundheitliches Problem ist; Vielmehr ist es das Ergebnis einer komplexen Interaktion zwischen Wissenschaft, Menschlichkeit und kollektivem Handeln. Indem wir die Komplexität von Brustkrebs verstehen, erlangen wir die Macht der Informationen. Wir erkennen auch an, dass Bewusstsein kein passiver Akt ist, sondern vielmehr ein Katalysator für frühzeitige Erkennung, fundierte Entscheidungen und letztlich bessere Ergebnisse.

Die Erfahrungen von Krebsüberlebenden werfen ein Licht auf die Kraft des menschlichen Geistes, angesichts von Widrigkeiten durchzuhalten, und bezeugen die Tatsache, dass es möglich ist, den Sturm einer Diagnose und der anschließenden Behandlung zu überstehen und auf der anderen Seite mit einer Krankheit hervorzugehen Gefühl neuer Stärke, Optimismus und Bedeutung. Diese Geschichten gehen über die Grenzen des Krankenhausumfelds hinaus und zeigen, dass es beim Überleben einer Krebserkrankung um mehr geht als nur um die Beseitigung von Krebszellen; Es geht auch darum, das eigene Leben zurückzugewinnen, die Schönheit der Reise zu entdecken und Vorkämpfer für Veränderungen zu werden.

Das Kapitel, das sich auf die Unterstützung geliebter Menschen konzentriert, ist sich bewusst, dass der Weg durch Brustkrebs nicht in der Einsamkeit zu Ende geht, und unterstreicht die enorme Wirkung von Empathie und Verbundenheit. Das emotionale Terrain kann mit Mitgefühl, Großzügigkeit und unerschütterlicher Unterstützung durch die Familie und Freunde bewältigt werden, die in dieser Zeit zu Stützen der Stärke werden. Sie können zeigen, dass Liebe und Verbundenheit wesentliche Aspekte des Genesungsprozesses sind, indem sie gemeinsam neu definieren, was es bedeutet, Teil einer Gemeinschaft zu sein.

Der Kampf gegen Brustkrebs hat zu einem Aufruf zum Handeln geführt, der den Einzelnen dazu drängt, durch eine proaktive Haltung eine aktive Rolle bei der Gestaltung seines eigenen Gesundheitsschicksals zu übernehmen. Lebensstilentscheidungen, genetische Beratung, Früherkennungspraktiken und die Stärke der

Beteiligung an der Gemeinschaft sind alle in einer Geschichte miteinander verflochten, die betont, dass Prävention kein weit entferntes Ideal, sondern vielmehr eine konkrete Reise ist, die in das Gefüge täglicher Entscheidungen und gesellschaftlicher Normen eingebunden ist. Diese Erzählung betont, dass Krebsprävention kein weit entferntes Ideal ist, sondern vielmehr eine Reise, die die Kraft des gesellschaftlichen Engagements hervorhebt.

Der Gedanke, dass es kein Einzelfall ist, Aufmerksamkeit auf Brustkrebs zu lenken, wird immer wieder in Advocacy- und Sensibilisierungskampagnen aufgegriffen, unabhängig davon, ob diese lokal oder international ausgerichtet sind. Es ist eine gemeinschaftliche Symphonie, in der Stimmen harmonisch zusammenkommen, Stereotypen in Frage stellen, Richtlinien reformieren und eine Kultur pflegen, in der

Brustkrebs mit Verständnis, Unterstützung und proaktiven Gesundheitsmaßnahmen begegnet wird.

Am Ende unserer Untersuchung wird uns wieder klar, dass der Kampf gegen Brustkrebs ein andauernder Kampf ist, der fließend ist und voller Aufstiegsmöglichkeiten steckt. Jedes Kapitel ist wie eine Note in einem größeren Lied über Hoffnung, ein Lied, das sich immer noch entwickelt, immer noch nachhallt und immer noch zu Veränderungen anregt. Wir tragen zu einer Zukunft bei, in der Brustkrebs nicht nur behandelt, sondern verhindert wird, in der die Geschichten von Überlebenden zur Norm werden und in der die Symphonie der Hoffnung auch für kommende Generationen nachhallt, indem wir unser Bewusstsein für die Krankheit schärfen, uns in die Betroffenen hineinversetzen und daran arbeiten verhindern und sich dafür einsetzen.

Diese Schlussfolgerung sollte als Aufruf zum Handeln im größeren Kampf gegen Brustkrebs dienen; Insbesondere sollte es als Aufruf verstanden werden, die Bemühungen zur Sensibilisierung, zum Aufbau von Unterstützung und zum Eintreten für positive Veränderungen fortzusetzen. Während sie sagen: „In der Einheit liegt Stärke", und während wir über die Schwierigkeiten des Brustkrebses verhandeln, tun wir dies mit der gemeinsamen Vision einer Zukunft, in der Triumph, Widerstandsfähigkeit und Optimismus den Weg zum Brustkrebs bestimmen. Das gibt uns die Kraft, das zu tun, was wir tun.

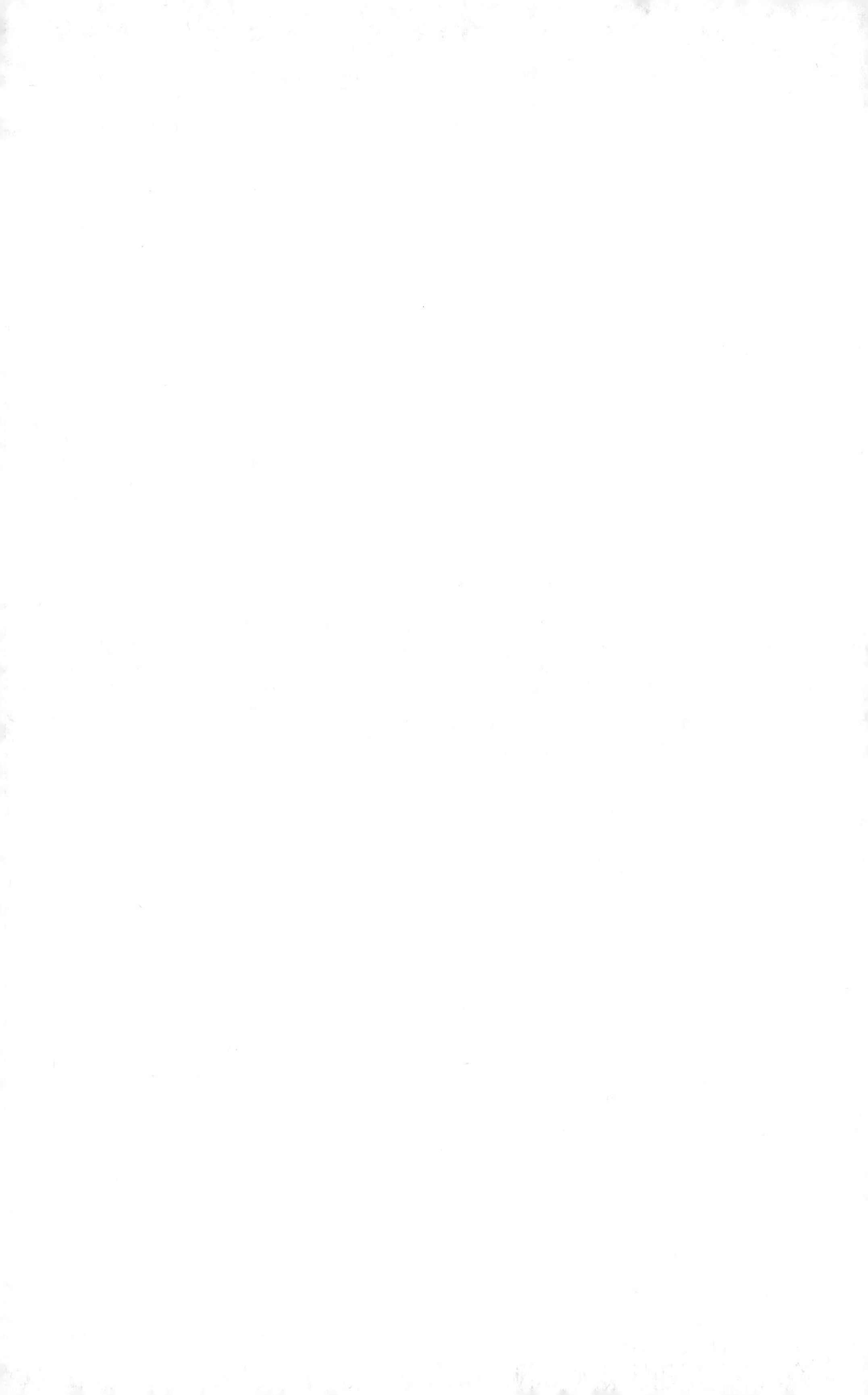